AF280726

ANÁLISIS EPIDEMIOLÓGICO DE LA ENFERMEDAD INFLAMATORIA INTESTINAL EN EL ÁREA II DE SALUD DE LA REGIÓN DE MURCIA

Autoras:

Christine Marcos Linares

María Hernández Hernández

Virginia Algara Soriano

'La ciencia es la progresiva aproximación del hombre al mundo real'

Max Planck

ÍNDICE

ÍNDICE DE TABLAS Y FIGURAS

RESUMEN

Introducción: La enfermedad inflamatoria intestinal (EII) engloba un conjunto de trastornos inflamatorios crónicos que afectan al tracto intestinal. Durante las últimas décadas, se ha evidenciado un incremento en su incidencia, así como en los costes asociados a su manejo. El presente estudio tiene como objetivo evaluar la incidencia de la EII en el área de salud II de la Región de Murcia y describir sus principales características clínicas y epidemiológicas.

Material y Métodos: Se lleva a cabo un estudio descriptivo, observacional y retrospectivo sobre la población adulta con diagnóstico de EII en el área de salud II de la Región de Murcia y con seguimiento en el Hospital General Universitario Santa Lucía de Cartagena desde el 1 de enero de 2018 al 31 de diciembre de 2022.

Resultados: Se diagnosticaron 168 pacientes (54,8 % varones; edad media de 45 años): 92 con enfermedad de Crohn (EC), 72 con colitis ulcerosa (CU) y 4 con EII no clasificada (EII-NC). La incidencia (100.000 personas-año) fue de 13,2 en 2018 (EC: 8,2 y CU: 4,6), 12 en 2019 (EC: 6,4 y CU: 5,7), 13,3 en 2020 (EC: 7 y CU: 5,3), 10,5 en 2021 (EC: 5,2 y CU: 5,2) y 10,1 en 2022 (EC: 5,6 y CU: 4,5), con una prevalencia del 0,3 %. La distribución de los pacientes según zona básica de salud no fue homogénea. En el momento de la investigación, el 36,9 % de los pacientes usaba tratamiento convencional (aminosalicilatos-corticoides), el 35,1 % productos biológicos, el 11,3 % terapia combinada biológica-inmunomoduladora y el 7,1 % inmunomoduladores en monoterapia.

Conclusión: La incidencia de EII en la población estudiada es inferior a la media española, con cifras de prevalencia similares a las obtenidas a nivel nacional y global. Estos pacientes requieren importantes recursos terapéuticos.

Palabras clave: epidemiología, incidencia, prevalencia, enfermedad Inflamatoria Intestinal, enfermedad de Crohn, colitis ulcerosa.

ABSTRACT

Introduction: Inflammatory bowel disease (IBD) encompasses a group of chronic inflammatory disorders that affect the intestinal tract. Over the last decades, an increase in its incidence, as well as the associated costs of management, has been observed. The present study aims to assess the incidence of IBD in Health Area II of the Region of Murcia and describe its main clinical and epidemiological characteristics.

Materials and Methods: A descriptive, observational and retrospective study is conducted on the adult population diagnosed with IBD in Health Area II of the Region of Murcia, with follow-up at the Santa Lucía University General Hospital in Cartagena from January 1, 2018, to December 31, 2022.

Results: A total of 168 patients were diagnosed (54.8% males; mean age of 45 years): 92 with Crohn's disease (CD), 72 with ulcerative colitis (UC), and 4 with unclassified IBD (IBD-UC). The incidence (per 100,000 person-years) was 13.2 in 2018 (CD: 8.2 and UC: 4.6), 12 in 2019 (CD: 6.4 and UC: 5.7), 13.3 in 2020 (CD: 7 and UC: 5.3), 10.5 in 2021 (CD: 5.2 and UC: 5.2), and 10.1 in 2022 (CD: 5.6 and UC: 4.5), with a prevalence of 0.3%. The distribution of patients by health basic zone was not homogeneous. At the time of the investigation, 36.9% of patients were on conventional treatment (aminosalicylates-corticosteroids), 35.1% on biological products, 11.3% on combination therapy of biologicals and immunomodulators, and 7.1% on immunomodulators in monotherapy.

Conclusion: The incidence of IBD in the studied population is lower than the Spanish average, with prevalence figures similar to those obtained at the national and global levels. These patients require significant therapeutic resources.

Key words: epidemiology, incidence, prevalence, inflammatory bowel disease, Crohn's disease, ulcerative colitis.

INTRODUCCIÓN

La enfermedad inflamatoria intestinal (EII) es un grupo de trastornos inflamatorios crónicos que afectan al intestino y se compone de tres entidades principales: la enfermedad de Crohn (EC), la colitis ulcerosa (CU) y la enfermedad inflamatoria intestinal no clasificada (EII-NC). Aunque estas entidades afectan principalmente al tracto gastrointestinal, también pueden verse alterados otros órganos, por lo que se considera una enfermedad sistémica. Se diagnostica principalmente en personas jóvenes y se encuentra asociada a una morbilidad y una discapacidad significativas (Kaplan, 2015).

En las últimas décadas, la carga global de EII ha aumentado debido a su crecimiento en países recientemente industrializados, mayores tasas de diagnóstico y disminución de la mortalidad (Kaplan, 2015; Mak *et al.*, 2020). En una revisión sistemática enfocada en la epidemiología mundial de la EII, los autores describen que la prevalencia de esta condición supera al 0,3 % de la población total en países como Estados Unidos, Canadá, Nueva Zelanda, Dinamarca, Alemania y Reino Unido (Ng *et al.*, 2017). Asimismo, en un estudio reciente de base poblacional realizado en España se objetiva que la incidencia de EII en nuestro medio es mayor a 16 casos/100.000 personas-año, superior a la descrita previamente en nuestro país y otros países de Europa occidental (Chaparro *et al.*, 2021).

El factor de riesgo más significativo conocido para el desarrollo de EII es contar con antecedentes familiares cercanos con esta patología. Se estima que entre el 5 % y el 23 % de los pacientes afectados tienen un pariente de primer grado con EII (Borowitz, 2023). Asimismo, en gemelos monocigóticos se han informado tasas de concordancia de entre el 20 % y el 60 %, con tasas más altas en la EC (Gordon *et al.*, 2022). En la actualidad, se han identificado más de 200 genes asociados a un mayor riesgo de desarrollar EII. Éstos se encuentran implicados en diversas funciones del sistema inmunitario, entre las que se incluyen el reconocimiento microbiano, la inmunidad innata, la activación y desarrollo de linfocitos, la formación de citoquinas o la función de barrera del intestino, y muchos de ellos se asocian con otros trastornos autoinmunes como la diabetes mellitus tipo 1, la espondilitis anquilosante, la psoriasis o las inmunodeficiencias primarias, entre otras (Peloquin *et al.*, 2016).

Sin embargo, las alteraciones genéticas conocidas sólo pueden explicar alrededor de una cuarta parte de la heredabilidad de esta enfermedad. Ésto último, asociado al acelerado incremento de la incidencia de la EII y su distribución geográfica sugiere que existen factores ambientales y/o epigenéticos relacionados con su desarrollo. La EII surgió por primera vez en las partes más septentrionales de Europa y América del Norte y, posteriormente ha migrado progresivamente hacia el sur y, aunque los datos son limitados, también parece existir un gradiente sur-norte en el hemisferio sur (Sykora *et al.*, 2018; Ng *et al.*, 2013). En cuanto a las poblaciones migrantes, se ha observado que el desplazamiento desde zonas con baja incidencia de EII hacia otras con una incidencia aumentada se relaciona con un incremento significativo del riesgo de desarrollar la enfermedad (Ng *et al.*, 2013; Benchimol *et al.*, 2015), y este riesgo se acentúa cuanto más jóvenes son los sujetos migrantes. Generalmente, la EII se encuentra más comúnmente en áreas urbanas que en aquellas rurales. Además, se ha detectado una correlación positiva entre el estatus socioeconómico y la probabilidad de desarrollar EII. En este sentido, una de las teorías de mayor aceptación en la actualidad es la de la higiene, relacionada con una disminución de las enfermedades infecciosas e infestaciones parasitarias, el mayor uso de vacunas y antibióticos, especialmente durante la primera etapa de la infancia, y el desarrollo de mejoras generales en las condiciones sanitarias de las viviendas. Todo ello supone una exposición limitada a una serie de infecciones comunes y antígenos ambientales durante la primera infancia que puede conducir a una mayor susceptibilidad a desarrollar enfermedades autoinmunes e inflamatorias crónicas en individuos genéticamente predispuestos (Bernstein *et al.*, 2019; de Souze *et al.*, 2016).

En los últimos tiempos, se ha producido un notable progreso en las terapias disponibles en EII. Los objetivos del tratamiento se han ido modificando al pasar del simple control sintomático a la búsqueda de la curación mucosa (Peyrin-Biroulet *et al.*, 2015). La estratificación del riesgo es clave para diseñar un plan terapéutico personalizado y adaptado a las necesidades específicas de cada paciente. Es importante hacer una distinción inicial entre la actividad de la enfermedad, que hace referencia a la intensidad de la inflamación en un momento dado, y la gravedad, que considera la expresión fenotípica y evolución del cuadro y resulta de utilidad en el establecimiento del pronóstico y la predicción de posibles complicaciones (Agrawal *et al.*, 2021). En este sentido, en la EC se han identificado varios factores que se relacionan con un mayor riesgo de recaída o un curso más agresivo de la enfermedad. Estos factores incluyen el diagnóstico a edad temprana, el hábito tabáquico, el compromiso extenso anatómico, la involucración del íleon o la región ileocolónica, la presencia de enfermedad perianal y/o rectal de gravedad, el patrón estenosante o penetrante, así como la presencia de úlceras profundas observadas en los estudios endoscópicos, entre otros. Por otro lado, en la CU, los predictores que se asocian con una progresión más agresiva de la enfermedad comprenden el diagnóstico temprano de la enfermedad (antes de los 40 años), la presencia de colitis con afectación extensa o pancolitis, hallazgos endoscópicos indicativos de actividad severa, la frecuencia de los brotes que requieren tratamiento con corticoesteroides o que resultan en hospitalización y la adición de infecciones por citomegalovirus o *Clostridium difficile* (Linares *et al.*, 2022).

Los aminosalicilatos son medicamentos esenciales en el arsenal terapéutico para pacientes con CU, ya que se utilizan tanto para lograr la remisión inicial como para mantenerla a largo plazo. Estos fármacos ejercen su efecto a través de la activación del receptor gamma activado por el proliferador de peroxisomas (PPARγ), un factor de transcripción que desempeña una función vital en la preservación de la mucosa intestinal (Ko *et al.*, 2019). Por otro lado, se encuentran los corticoides, que son los medicamentos de elección para el control de los brotes de intensidad moderada a grave tanto en la CU como en la EC. Respecto a esta terapia, se han propuesto diversos mecanismos de acción especialmente relevantes. Entre ellos se destacan la reducción de la actividad de proteínas proinflamatorias, como el factor nuclear kappa B y el dominio de transactivación independiente del ligando AP-1, así como la disminución de la expresión de citoquinas proinflamatorias como interleuquina 1 alfa, interleuquina 1 beta e interleuquina 8, y de mediadores como el factor de crecimiento transformante beta 3 e interleuquina 10. Adicionalmente, se inhibe la proliferación de linfocitos T y B, y se promueve un perfil de macrófagos con tolerancia inmunológica (Quera *et al.*, 2022). Sin embargo, su uso se asocia a numerosos efectos secundarios, sobre todo en pautas prolongadas (Gomollón *et al.*, 2017).

A día de hoy, el pilar del tratamiento de la EII son los agentes inmunomoduladores y las terapias biológicas. Dentro de los fármacos inmunomoduladores aprobados para el abordaje de la EII, se encuentran las tiopurinas, el metotrexato, los antagonistas calcineurínicos y el micofenolato de mofetilo. Entre ellos, las tiopurinas son ampliamente utilizadas en el tratamiento de esta patología. Estas sustancias actúan como agonistas competitivos de las purinas y, por tanto, inhiben la producción de ácidos nucleicos interfiriendo en la producción celular y modulando la inmunidad adaptativa e innata (Bermejo *et al.*, 2018). El metotrexato es un producto inmunosupresor originalmente empleado como agente antineoplásico a dosis altas, pero ha demostrado utilidad en casos de EC corticodependiente, así como en la profilaxis o tratamiento de la inmunogenicidad asociada al uso de inhibidores del factor de necrosis tumoral (anti-TNF) (Gomollón *et al.*, 2015). Los fármacos que inhiben la calcineurina, como la ciclosporina y el tacrolimus, actúan suprimiendo el factor nuclear de células T activadas, lo que interrumpe la transducción en los linfocitos T, inhibiendo su proliferación y activación y disminuyendo la producción de interleuquinas, factor de necrosis tumoral alfa e interferón gamma. Su principal indicación es la CU corticorrefractaria, particularmente en pacientes naíf a tiopurinas (Komaki *et al.*, 2016; Laharie *et al.*, 2018). Finalmente, el micofenolato de mofetilo actúa inhibiendo la enzima inosinmonofosfato-deshidrogenasa, que juega un papel crucial en la síntesis *de novo* del nucleótido guanosina y, en consecuencia, afecta su incorporación al ADN. Los estudios que avalan su uso son limitados.

Los fármacos biológicos, por su parte, son moléculas de tamaño grande que se componen de proteínas originadas en organismos vivos. Los fármacos anti-TNF, en concreto, actúan bloqueando el factor de necrosis tumoral, y su implementación ha supuesto un cambio revolucionario en el manejo de la EII. De ellos, Adalimumab e Infliximab forman parte de las opciones terapéuticas tanto para EC como CU, mientras que Golimumab está aprobado únicamente para el tratamiento de CU. Se ha demostrado ampliamente su eficacia en el tratamiento de la EII, y sus beneficios terapéutico incluyen mejoras en la sintomatología clínica, la reparación de las lesiones intestinales observadas mediante endoscopia, la reducción de ingresos hospitalarios y la disminución de las necesidades de cirugía, lo que en última instancia contribuye a una mejoría en el pronóstico y calidad de vida de los pacientes afectados (Cui *et al.*, 2021). Pese a ello, existe un número considerable de pacientes en los que estos tratamientos no resultan eficaces inicialmente (fracaso primario) o, bien, pierden eficacia con el tiempo (fracaso secundario). Además, algunos enfermos pueden experimentar intolerancia o efectos adversos que obligarán al cambio de terapia. En los últimos años se han autorizado nuevos tratamientos biológicos para la EII, entre los que destacan Vedolizumab y Ustekinumab (Sabino *et al.*, 2019). Vedolizumab es un anticuerpo monoclonal humanizado de clase IgG1 que bloquea la proteína de superficie α4β7 en los linfocitos humanos, una integrina que está implicada en la inflamación asociada con la CU y la EC. Por otro lado, Ustekinumab es un anticuerpo monoclonal humano completo, de tipo IgG1k, que actúa contra la subunidad P40 de las interleuquinas proinflamatorias 12 y 23; esta acción inhibe la unión de las interleuquinas a los receptores expresados en la superficie de los linfocitos T CD4+, células *natural killer* y células presentadoras de antígenos. Recientemente, se ha unido a este grupo terapéutico Risankizumab, un anticuerpo monoclonal humanizado de clase IgG 1 selectivo que bloquea la proteína interleuquina 23 al unirse a su subunidad P19, aprobado para el tratamiento de la EC activa de moderada a grave en casos de respuesta inadecuada, pérdida de respuesta o intolerancia a los tratamientos convencionales o biológicos disponibles (D'Haens *et al.*, 2022; Ferrante *et al.*, 2022).

Otra incorporación reciente al conjunto de tratamientos disponibles para la EII son los inhibidores de las JAK quinasas, que son moléculas sintéticas de tamaño reducido y administración oral que bloquean la actividad de las enzimas quinasas pertenecientes a la familia de las JAK. Entre ellos destaca Tofacitinib, que está indicado para el tratamiento de la CU activa de moderada a grave en casos de respuesta inadecuada, pérdida de respuesta o intolerancia a los tratamientos convencionales o biológicos disponibles. Este fármaco actúa como un inhibidor selectivo y potente de las enzimas JAK, dirigido específicamente a JAK 1, JAK 2 y JAK 3. Al bloquear JAK 1 y JAK 3, se reducen las señales de transducción activadas por las interleuquinas y los interferones de tipo I y II, lo que modula la respuesta inmune e inflamatoria (Sabino *et al.*, 2019; Liu et al., 2022).

En relación con las terapias combinadas que incluyen fármacos biológicos (preferentemente anti-TNF) y agentes inmunosupresores (principalmente tiopurinas, aunque también metotrexato), constituyen una alternativa asociada a mayor eficacia, pero significativamente más tóxica.

La creciente carga de la enfermedad se ve agravada por el aumento de los costes en su manejo en los últimos años, al introducir opciones terapéuticas más eficaces, pero más caras (Targownik *et al.*, 2020; Burisch *et al.*, 2020). Por este motivo, es necesario continuar investigando acerca de la epidemiología de esta patología, con el fin de comprender mejor su alcance y así plantear nuevos algoritmos terapéuticos adaptados a nuestro medio.

Por ello, nuestro estudio pretende valorar la incidencia de EII en el área de salud II de la Región de Murcia (figura 1), que engloba los municipios de Cartagena, Mazarrón, Fuente Álamo y La Unión. Además, se busca analizar la distribución de los pacientes según las diferentes zonas básicas de salud adscritas a este área de salud, a modo de retrato de la situación epidemiológica actual de esta enfermedad en nuestro entorno.

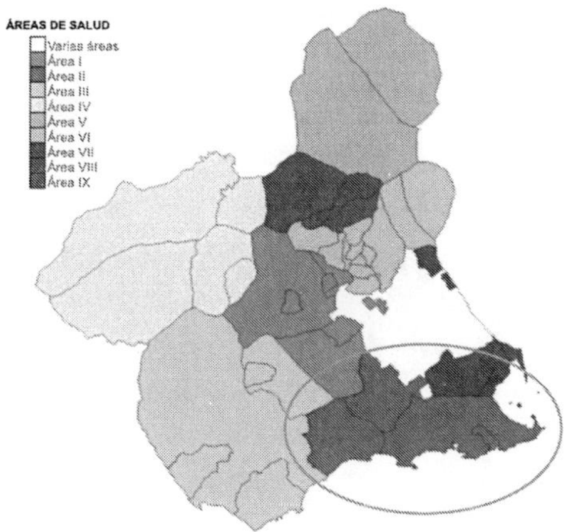

Figura 1. Áreas de salud de la Región de Murcia.

Véase señalada el área de salud II, englobando los municipios de Cartagena, Mazarrón, Fuente Álamo y La Unión.

a. **Objetivos del estudio**

-   <u>Objetivo principal</u>: Analizar la incidencia de la EII en el área de salud II de la Región de Murcia en los últimos 5 años (2018-2022).

-   <u>Objetivos secundarios</u>:

    -   Establecer la prevalencia actual de esta enfermedad en nuestro medio.

    -   Evaluar la distribución de los datos según zonas básicas de salud.

MATERIAL Y MÉTODOS

a. **Descripción del estudio**

Se lleva a cabo un estudio descriptivo, observacional, de naturaleza retrospectiva con el objetivo de analizar las características epidemiológicas de la EII en el área de salud II de la Región de Murcia.

b. **Población del estudio**

Criterios de inclusión del estudio:

-   La población de estudio consistió en todos los pacientes mayores de 14 años con diagnóstico de EII en el área de salud II de la Región de Murcia entre el 1 de enero de 2018 y el 31 de diciembre de 2022, que estuvieron bajo seguimiento en la unidad de EII del Hospital General Universitario Santa Lucía de Cartagena.

Criterios de exclusión del estudio:

-   Se excluyeron del estudio los niños con EII (de 14 años o menos) y aquellos pacientes que no recibieron seguimiento en la unidad de EII del Hospital General Universitario Santa Lucía de Cartagena durante el periodo mencionado.

c. **Variables del estudio**

Las variables del estudio se recogen en el Cuaderno de Recogida de Datos (CRD) (anexo 1) y son las siguientes:

- Sexo.

- Edad.

- Fecha de nacimiento.

- Tipo de EII: CU, EC, EII-NC.

- Año de diagnóstico.

- Tipo de tratamiento: convencional (aminosalicilatos y corticoides), inmunomodulador, biológico, terapia combinada inmunomoduladora y biológica o no tratamiento.

- Zona básica de salud: Casco Antiguo, Este, Isaac Peral, Los Barreros, Los Dolores, Mar Menor, Molinos Marfagones, Oeste, Pozo Estrecho, San Antón, Santa Ana y Santa Lucía en Cartagena; La Manga; La Unión; Mazarrón; Puerto de Mazarrón; Fuente Álamo; otros.

- Fallecimiento: sí/no.

- Fecha de fallecimiento.

- Causa de fallecimiento.

d. Definiciones

- <u>Brote</u>: fase en la que un paciente con EII experimenta la aparición de síntomas y signos que están asociados con la reactivación de su enfermedad.

- <u>Gravedad (o severidad)</u>: se refiere a la medida de la intensidad del brote en un pacientes que padece EII. Esta medida suele determinar los síntomas experimentados por el enfermo, y su evaluación se lleva a cabo mediante el uso de índices clínicos específicos.

- <u>Remisión</u>: se trata del estado en el cual los síntomas y signos de la EII experimentan una disminución (remisión parcial) o desaparecen por completo (remisión completa).

- <u>Enfermedad quiescente</u>: término utilizado en ocasiones para describir una remisión prolongada, especialmente en el contexto de la CU. Indica un período en el cual la enfermedad se encuentra en un estado inactivo o en reposo, sin la presencia aparente de síntomas o signos significativos.

- Curación mucosa: estado en el cual, además de la ausencia de actividad clínica, se constata la completa desaparición de las lesiones intestinales mediante el uso de endoscopia.

- Curación histológica: condición en la cual se evidencia la desaparición de las lesiones histológicas que indican actividad de la enfermedad, aunque es importante tener en cuenta que algunas lesiones crónicas pueden persistir.

- Recidiva: se refiere a la reaparición de la sintomatología característica de la enfermedad después de un periodo de quiescencia o inactividad.

- Recurrencia: reaparición de la enfermedad después de una resección quirúrgica teóricamente curativa. Este término se utiliza comúnmente para hacer referencia a dos aspectos específicos: recurrencia endoscópica (implica la reaparición de las lesiones observadas mediante endoscopia) y recurrencia clínica (hace referencia a la reaparición de los síntomas característicos de la enfermedad).

- Corticodependencia: se refiere a aquellos pacientes en los cuales el tratamiento con esteroides no puede ser reducido por debajo de los 10 mg/día de prednisona o los 3 mg/día de budesonida durante los tres primeros meses de terapia con corticoides. Además, también se aplica a aquellos pacientes cuya actividad de la enfermedad reaparece antes de los tres meses posteriores a la suspensión de los corticoides, lo cual indica una dependencia continua de estos medicamentos para mantener la remisión de la enfermedad.

- Corticorrefractariedad: condición en la cual la EII persiste activa a pesar de recibir tratamiento con dosis plenas de corticoides.

e. **Consideraciones estadísticas**

Los datos se recopilan de forma anonimizada y se integran en una base de datos.

Para el análisis de los datos, se utiliza el software SPSS (*Statistical Package for the Social Sciences*). En el caso de las variables cuantitativas continuas, se calcula la media y la desviación estándar. Las variables categóricas se describen mediante valores absolutos o porcentajes. Para evaluar la asociación entre las variables categóricas, se emplea la prueba χ 2, aplicando la corrección de Yates cuando sea necesario. En cuanto a las variables continuas, la asociación se determina mediante el estadístico t de Student, tras verificar la normalidad de la muestra utilizando la prueba de Kolmogorov-Smirnov o de Shapiro-Wilk según corresponda. La magnitud de la asociación se expresa como riesgo relativo (RR) con un intervalo de confianza (IC) al 95 %. Se considera estadísticamente significativo un valor p < 0,05 para las diferencias encontradas en los test de contraste de hipótesis. Finalmente, se lleva a cabo un análisis univariante y multivariante para cada una de las variables bajo estudio.

f. Plan de trabajo

La información de las variables se obtuvo a través del sistema informático SELENE del Servicio Murciano de Salud, aplicación corporativa que facilita el acceso a los datos personales y de salud de los pacientes, tanto en el ámbito hospitalario como de la Atención Primaria. Se realizó dicha búsqueda sobre la población a estudio.

g. Consideraciones bioéticas

El estudio se rige por los principios establecidos en la Declaración de Helsinki sobre la investigación en seres humanos, adoptada por la 180 Asamblea Médica Mundial en 1964.

Se desarrolla siguiendo un protocolo y procedimientos normalizados de trabajo que aseguran el cumplimiento de las normas de Buena Práctica Clínica (BPC), en conformidad con las pautas éticas internacionales para la investigación biomédica en seres humanos del Consejo de Organizaciones Internacionales de las Ciencias Médicas (CIOMS) de Ginebra en 2022.

Para garantizar la privacidad y confidencialidad de los datos personales de los sujetos del estudio, se han adoptado medidas de acuerdo con la Ley Orgánica 3/2018, de 5 de diciembre, de Protección de Datos Personales y garantía de los derechos digitales, así como con el Reglamentos (UE) 2016/679 del Parlamento

Europeo y del Consejo de 27 de abril de 2016 sobre la protección de datos personales y la libre circulación de los mismos.

La información recopilada se trata de forma confidencial y se usará exclusivamente para los propósitos de esta investigación. En caso de que se compartan con otros centros de investigación, tanto públicos como privados, las muestras o sus derivados, así como la información contenida en las bases de datos vinculadas a las mismas y a su estado de salud, se llevará a cabo mediante un proceso de disociación, de forma que se elimine toda la información personal identificable y se sustituya por un código.

El presente estudio fue evaluado por el Comité Ético de Investigación Clínica (CEIC) del Hospital Universitario Santa María del Rosell, Áreas II y VIII de Salud del Servicio Murciano de Salud, con resultado favorable. Dicho comité eximió de la necesidad de obtener consentimiento informado, dado el carácter observacional, retrospectivo y con un riesgo nulo para los sujetos participantes (anexo 2).

h. Presupuesto

Este trabajo no ha recibido ayudas económicas específicas por parte de entidades públicas o privadas. Los recursos humanos empleados no han supuesto un coste adicional, ya que el investigador principal ha asumido la responsabilidad de recopilar y analizar los datos, así como de elaborar la memoria sin remuneración económica asociada.

En cuanto a los recursos materiales, se han utilizado las instalaciones del Hospital General Universitario Santa Lucía de Cartagena para acceder, mediante el sistema informático del Servicio Murciano de Salud, a la historia clínica de los pacientes que formaron parte del estudio.

Finalmente, el acceso al software estadístico privado SPSS se ha realizado a través de la plataforma 'ulevirtuoso' de la Universidad de León, herramienta gratuita para sus miembros.

RESULTADOS

El presente estudio incorporó a todos los pacientes mayores de 14 años con diagnóstico de EII en el área de salud II de la Región de Murcia durante el periodo comprendido entre el 1 de enero de 2018 y el 31 de diciembre de 2022, y que recibieron seguimiento en la unidad especializada de EII del Hospital General Universitario Santa Lucía de Cartagena, constituyendo un total de 168 enfermos. En las tablas 1 y 2 se recogen las principales características demográficas y clínicas de los pacientes de nuestra muestra.

Tabla 1. Características clínicas y demográficas de los pacientes incluidos en la muestra.

		Global	Valor p
Año de diagnóstico	2018	37 (22 %)	0,75
	2019	34 (20,2 %)	
	2020	38 (22,6 %)	
	2021	30 (17,9 %)	
	2022	29 (17,3 %)	
Sexo	Hombre	92 (54,8 %)	0,22
	Mujer	76 (45,2 %)	
Edad	Media	45,74	
	Mediana	43,5	
	Moda	45	
	Rango	17-83	
Tipo de EII	EC	92 (54,8 %)	< 0,01
	CU	72 (42,9 %)	
	EII-NC	4 (2,4 %)	
Tratamiento	Convencional	62 (36,9 %)	< 0,01
	Inmunomodulador	12 (7,1 %)	
	Biológico	59 (35,1 %)	
	Inmunomodulador/Biológico	19 (11,3 %)	
	No tratamiento	16 (9,5 %)	
Zona básica de salud	Casco Antiguo	7 (4,2 %)	< 0,01
	Este	22 (13,1 %)	
	Isaac Peral	8 (4,8 %)	
	Los Barreros	4 (2,4 %)	
	Los Dolores	14 (8,3 %)	
	Mar Menor	10 (6 %)	

	Molinos Marfagones	12 (7,1 %)	
	Oeste	16 (9,5 %)	
	Pozo Estrecho	9 (5,4 %)	
	San Antón	12 (7,1 %)	
	Santa Ana	6 (3,6 %)	
	Santa Lucía	5 (3 %)	
	La Manga	7 (4,2 %)	
	La Unión	10 (6 %)	
	Mazarrón	7 (4,2 %)	
	Puerto de Mazarrón	10 (6 %)	
	Fuente Álamo	7 (4,2 %)	
	Otros	2 (1,2 %)	
Fallecimiento	Exitus	3 (1,8 %)	< 0,01
	No	165 (98,2 %)	

* *EC: enfermedad de Crohn; CU: colitis ulcerosa; EII-NC: enfermedad inflamatoria intestinal no clasificada.*

Tabla 2. Características clínicas y demográficas de los pacientes incluidos en la muestra en función del tipo de EII.

		EC	Valor p	CU	Valor p	EII-NC	Valor p
Año de diagnóstico	2018	23 (25 %)		13 (18,1 %)		1 (25 %)	
	2019	18 (19,6 %)		16 (22,2 %)		-	
	2020	20 (21,6 %)	0,69	15 (20,8 %)	0,97	3 (75 %)	0,32
	2021	15 (16,3 %)		15 (20,8 %)		-	
	2022	16 (17,4 %)		13 (18,1 %)		-	
Sexo	Hombre	46 (50 %)	1	44 (61 %)	0,06	2 (50 %)	1
	Mujer	46 (50 %)		28 (38,9 %)		2 (50 %)	
Edad	Media	43,96		47,51		54,75	
	Mediana	42		45		57,5	
	Moda	41		45		47	

	Rango	17-83		17-81		35-69	
Tratamiento	Convencional	16 (17,4 %)		42 (58,3 %)		4 (100 %)	
	Inmunomodulador	10 (10,9 %)		2 (2,8 %)		-	
	Biológico	40 (43,5 %)	< 0,01	19 (26,4 %)	< 0,01	-	
	Inmunomodulador/ Biológico	14 (15,2 %)		5 (6,9 %)		-	
	No tratamiento	12 (13 %)		4 (5,6 %)		-	
Zona básica de salud	Casco Antiguo	3 (3,3 %)		3 (4,2 %)		1 (25 %)	
	Este	9 (9,8 %)		13 (18,1 %)		-	
	Isaac Peral	6 (6,5 %)		2 (2,8 %)		-	
	Los Barreros	3 (3,3 %)		-		1 (25 %)	
	Los Dolores	7 (7,6 %)		7 (9,7 %)		-	
	Mar Menor	6 (6,5 %)		4 (5,6 %)		-	
	Molinos Marfagones	8 (8,7 %)		4 (5,6 %)		-	
	Oeste	12 (13 %)		4 (5,6 %)		-	
	Pozo Estrecho	3 (3,3 %)	0,09	6 (8,3 %)	0,04	-	1
	San Antón	6 (6,5 %)		5 (6,9 %)		1 (25 %)	
	Santa Ana	4 (4,3 %)		2 (2,8 %)		-	
	Santa Lucía	3 (3,3 %)		2 (2,8 %)		-	
	La Manga	3 (3,3 %)		4 (5,6 %)		-	
	La Unión	4 (4,3 %)		5 (6,9 %)		1 (25 %)	
	Mazarrón	3 (3,3 %)		4 (5,6 %)		-	
	Puerto de Mazarrón	4 (4,3 %)		6 (8,3 %)		-	
	Fuente Álamo	7 (7,6 %)		-		-	
	Otros	1 (1,1 %)		1 (1,4 %)		-	
Fallecimiento	Exitus	2 (2,2 %)	< 0,01	1 (1,4 %)	<0,01	-	
	No	90 (97,8 %)		71 (98,6 %(		4 (100 %)	

* *EII: enfermedad inflamatoria intestinal; EC: enfermedad de Crohn; CU: colitis ulcerosa; EII-NC: enfermedad inflamatoria intestinal no clasificada.*

El tipo de EII crónica más frecuentemente diagnosticada fue la EC en 92 de los pacientes (54,8 %), seguida de la CU en 72 (42,9 %) y la EII-NC en 4 de ellos (2,4 %), como se refleja en la figura 2.

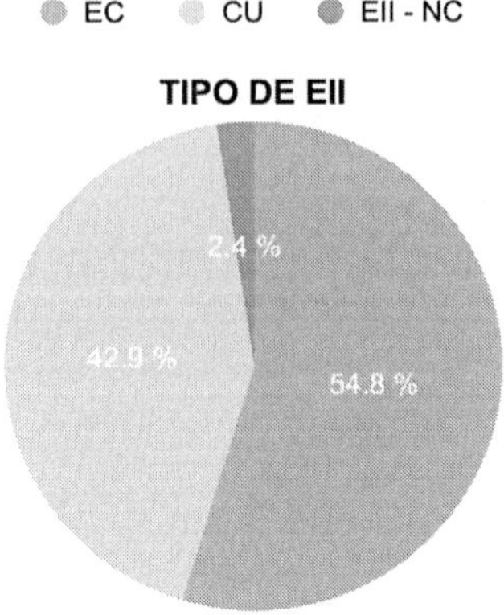

Figura 2. Distribución de la población muestral en función del tipo de EII.

**EII: enfermedad inflamatoria intestinal; EC: enfermedad de Crohn; CU: colitis ulcerosa; EII-NC: enfermedad inflamatoria intestinal no clasificada.*

El 54,8 % (n = 92) de la población muestral eran varones (figura 3). En el grupo de pacientes con EC, había el mismo número de hombres y mujeres (n = 46 en ambos grupos). Con respecto al grupo con CU, 44 (61 %) eran hombres frente a 28 (38,9 %) mujeres. En el subgrupo de pacientes con EII-NC, se identificaron dos casos en hombres y dos en mujeres. La distribución de los pacientes en función del sexo y tipo de EII se refleja en las figuras 4, 5 y 6.

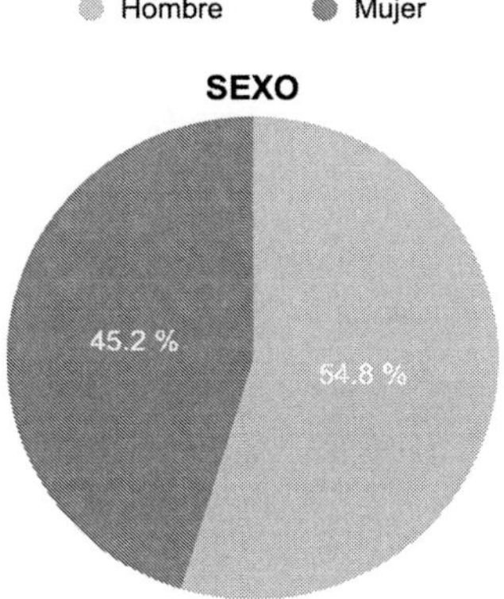

Figura 3. Distribución de la población muestral en función del sexo.

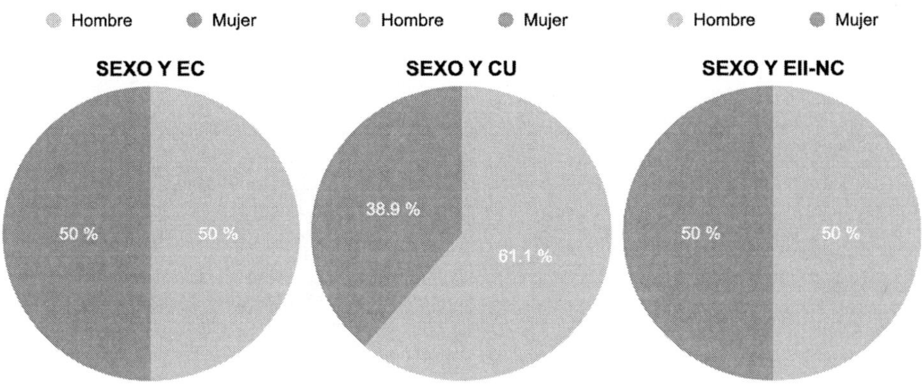

Figura 4. Distribución de pacientes con EC en función del sexo.

EC: enfermedad de Crohn.

Figura 5. Distribución de pacientes con CU en función del sexo.

CU: colitis ulcerosa.

Figura 6. Distribución de pacientes con EII-NC en función del sexo.

EII-NC: enfermedad inflamatoria intestinal no clasificada.

La edad promedio de la muestra estudiada fue de 45 años (media 45,74; mediana 43,5; rango 17-83). Al analizar los datos según el tipo de EII, la edad media de los pacientes con EC fue de 43 años (media 43,96; mediana 42; rango 17-83), de 47 años en CU (media 47,51; mediana 45; rango 17-81) y de 54 en EII-NC (media 54,75; mediana 57,5; rango 35-69).

Con respecto al año de diagnóstico, 37 pacientes (22 %) fueron diagnosticados en el 2018, 34 (20,2 %) en el 2019, 38 (22,6 %) en el 2020, 30 (17,9 %) en el 2021 y 29 (17,3 %) en el 2022. La incidencia se calcula para cada año mencionado, con cifras de 13,2 casos/100.000 personas-año en 2018, 12 casos/100.000 personas-año en 2019, 13,3 casos/100.000 personas-año en 2020, 10,5 casos/100.000 personas año en 2021 y 10,1 casos/100.000 personas año en 2022 (figura 7). En relación al lustro descrito, se obtiene un valor de incidencia acumulada de 0,06 % en cinco años. Por otro lado, se estima una prevalencia actual del 0,3 % de EII en el área de salud II de la Región de Murcia.

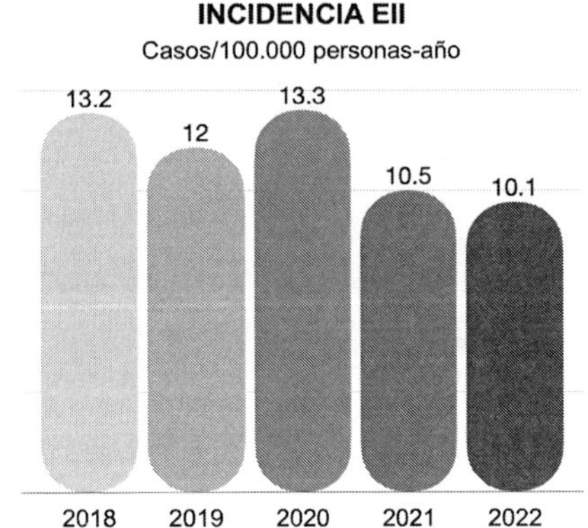

Figura 7. Incidencia de EII en área II de salud de la Región de Murcia en los últimos 5 años.
EII: enfermedad inflamatoria intestinal.

En referencia a la EC, 23 pacientes (25 %) fueron diagnosticados en el 2018, 18 (19,6 %) en el 2019, 20 (21,6 %) en el 2020, 15 (16,3 %) en el 2021 y 16 (17,4 %) en el 2022. Se calcula igualmente la incidencia para cada año mencionado, siendo de 8,2 casos/100.000 personas-año en 2018, 6,4 casos/100.000 personas-año en 2019, 7 casos/100.000 personas-año en 2020, 5,2 casos/100.000 personas-año en 2021 y 5,6 casos/100.000 personas-año en 2022 (figura 8). Respecto a la CU, 13 pacientes (18,1 %)

fueron diagnosticados en el 2018, 16 (22,2 %) en el 2019, 15 (20,8 %) en el 2020 y el 2021 y 13 (18,1 %) en el 2022. La incidencia de esta entidad para cada año mencionado fue de 4,6 casos/100.000 personas-año en 2018, 5,7 casos/100.000 personas-año en 2019, 5,3 casos/100.000 personas-año en 2020, 5,2 casos 100.000 personas-año en 2021 y 4,5 casos/100.000 personas-año en 2022 (figura 9).

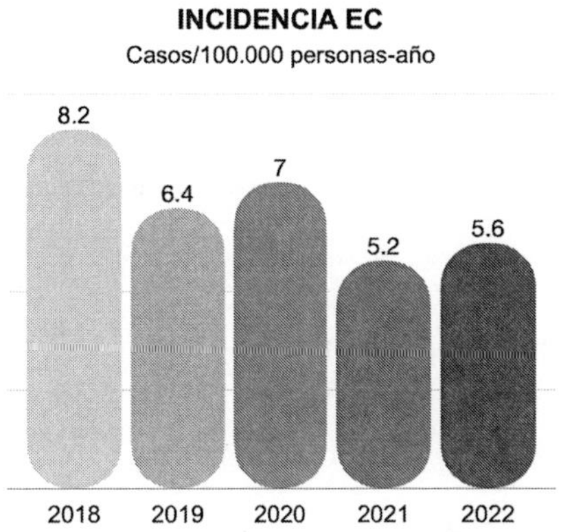

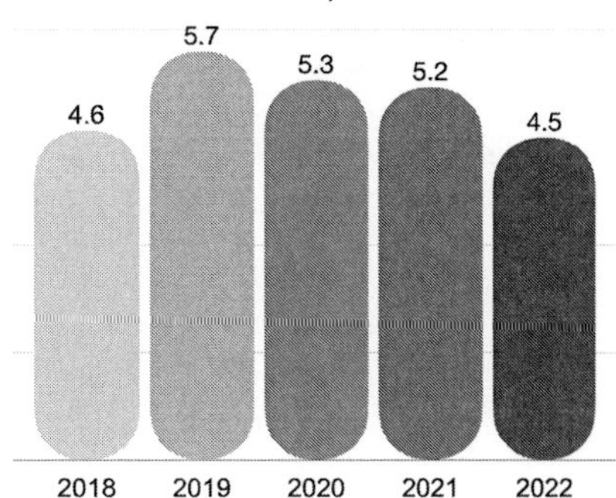

Figura 8. Incidencia de EC en el área II de salud de la Región de Murcia en los últimos 5 años.

*EC: enfermedad de Crohn.

Figura 9. Incidencia de CU en el área II de salud de la Región de Murcia en los últimos 5 años.

*CU: colitis ulcerosa.

En relación con los regímenes terapéuticos disponibles, el más empleado globalmente fue el convencional (aminosalicilatos y/o corticoides) en el 36,9 % de los casos (n = 62), seguido de la terapia biológica en el 35,1 % (n = 59) y fármacos inmunomoduladores en el 7,1 % (n = 12). Asimismo, el 11,3 % (n = 19) de los pacientes recibía tratamiento combinado inmunomodulador y biológico, y el 9,5 % (n = 16) no se encontraba bajo ningún tratamiento específico en el momento del estudio (figura 10). En el caso de los pacientes con EC, se encontraban bajo tratamiento biológico en el 43,5 % (n = 40) de los casos, seguido de tratamiento convencional en el 17,4 % (n = 16), inmunomodulador en el 10,9 % (n = 10), el 15,2 % (n = 14) presentaba tratamiento combinado inmunomodulador y biológico y, finalmente, el 13 % (n = 12) no recibía tratamiento específico. Con respecto a la CU, el tratamiento más empleado fue el convencional en el 58,3 % (n = 42) de los casos, seguido del tratamiento biológico en el 26,4 % (n = 19) y el inmunomodulador en el 2,8 % (n = 2); el 6,9 % (n = 5) recibían tratamiento combinado inmunomodulador y biológico, y el 5,6 % (n = 4) se encontraban sin tratamiento. El tipo de tratamiento empleado en los grupos de EC y CU quedan representados en las figuras 11 y 12 (véase leyenda figura 10). Finalmente, todos los pacientes con EII-NC recibían tratamiento convencional.

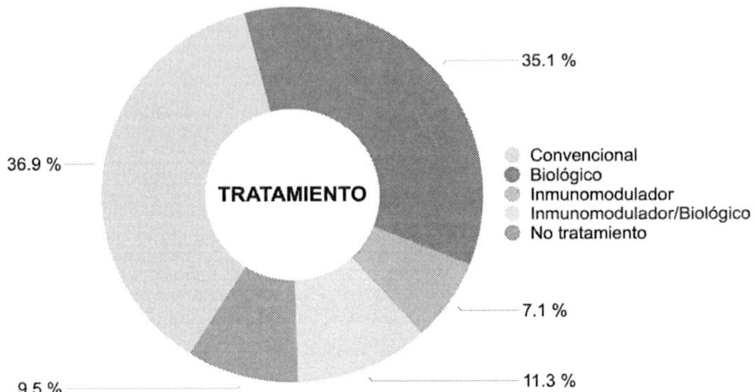

Figura 10. Tipo de tratamiento.

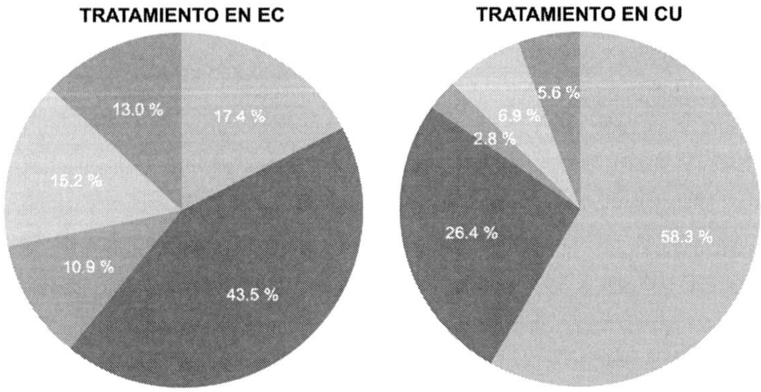

Figura 11. Tipo de tratamiento en EC.

EC: enfermedad de Crohn.

Figura 12. Tipo de tratamiento en CU.

CU: colitis ulcerosa.

En cuanto a la distribución de los casos en función de las distintas zonas básicas de salud adscritas a este área, el 13,1 % (n = 22) de los pacientes pertenecía a la zona Este; seguido de la zona Oeste en el 9,5 % (n = 16) de los casos; Los Dolores en el 8,3 % (n = 14); Molinos Marfagones y San Antón en el 7,1 % (n = 12 en ambos grupos); Mar Menor, La Unión y Puerto de Mazarrón en el 6 % (n = 10 en todos los grupos); Pozo Estrecho en el 5,4 % (n = 9); Isaac Peral en el 4,8 % (n = 8); Casco Antiguo, La Manga, Mazarrón y Fuente Álamo en el 4,2 % (n = 7 en todos los grupos); Santa Ana en el 3,6 % (n = 6); Santa Lucía en el 3% (n = 5) y; finalmente, Los Barreros en el 2,4% (n = 4). El 1,2 % de los pacientes (n = 2) en seguimiento en la unidad de EII del Hospital General Universitario Santa Lucía de Cartagena en este periodo pertenecían a otras zonas básicas de salud. Todo ello se refleja en la figura 13.

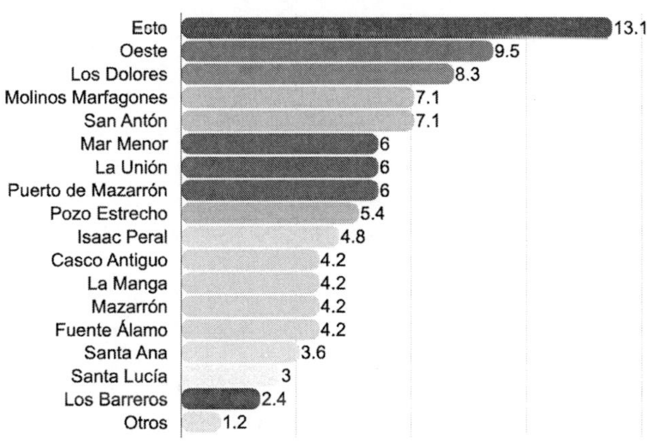

Figura 13. Distribución de los casos de EII en función de las distintas zonas básicas de salud adscritas al área II de salud de la Región de Murcia en los últimos 5 años.
**EII: enfermedad inflamatoria intestinal.*

En el caso de la EC, el 13 % (n = 12) de los pacientes pertenecía a la zona básica de salud Oeste; el 9,8 % (n = 9) a la zona Este; el 8,7 % (n = 8) a Molinos Marfagones; el 7,6 % (n = 7 en ambos grupos) se situaba en Los Dolores y Fuente Álamo; el 6,5 % (n = 6 en todos los grupos) en Isaac Peral, San Antón y Mar Menor; el 4,3 % (n = 4 en todos los grupos) en Santa Ana, La Unión y Puerto de Mazarrón; y, finalmente, el 3,3 % (n = 3 en todos los grupos) en Casco Antiguo, Los Barreros, Santa Lucía, La Manga, Mazarrón y Pozo Estrecho (figura 14).

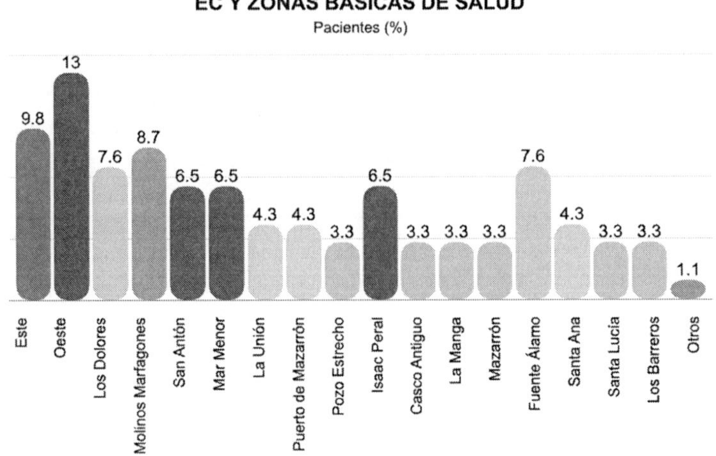

Figura 14. Distribución de los casos de EC en función de las distintas zonas básicas de salud adscritas al área II de salud de la Región de Murcia en los últimos 5 años.

**EC: enfermedad de Crohn.*

Con respecto a la CU, el 18,1 % (n = 13) de los pacientes formaban parte de la zona básica de salud Este; a continuación, el 9,7 % (n = 7) pertenecía a Los Dolores; seguido del 8,3 % (n = 6 en ambos grupos) a Pozo Estrecho y Puerto de Mazarrón; el 6,9 % (n = 5 en ambos grupos) a San Antón y La Unión; el 5,6 % (n = 4 en todos los grupos) a Molinos Marfagones, Mar Menor, La Manga, Mazarrón y zona Oeste; el 4,2 % (n = 3) a Casco Antiguo; y, por último, el 2,8 % (n = 2 en todos los grupos) a Isaac Peral, Santa Ana y Santa Lucía (figura 15).

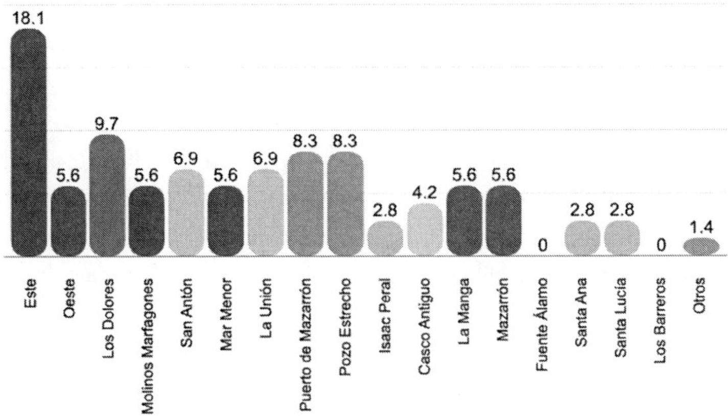

Figura 15. Distribución de los casos de CU en función de las distintas zonas básicas de salud adscritas al área II de salud de la Región de Murcia en los últimos 5 años.

CU: colitis ulcerosa.

Al final del estudio, 3 pacientes (1,8 %) de 58, 65 y 70 años respectivamente, habían fallecido. Las defunciones se relacionaron con enfermedad cardiovascular, enfermedad neoplásica y pancreatitis aguda grave con disfunción multiorgánica.

DISCUSIÓN

En nuestra serie, la mayor parte de los pacientes incluidos fueron hombres. En función del tipo de EII, no hubo diferencias en cuanto al sexo en la EC ni en la EII-NC. Con respecto a la CU, los pacientes eran predominantemente varones. Según la literatura científica disponible, la incidencia general de la CU en Europa, América del Norte y Oceanía es independiente del sexo. En el caso de la EC, parece existir un predominio femenino en algunas series, aunque los hallazgos son menos consistentes (Mak *et al.*, 2020). Las diferencias observadas podrían explicarse por la existencia de un mayor número de hombres en la Región de Murcia, frente al predominio de población femenina tanto en España como en Europa (Ministerio de Asuntos Económicos y Transformación Digital, 2022).

La edad media de los pacientes incluidos en nuestra muestra fue de 45 años. Al analizar los datos según el tipo de EII, se observó que la edad media fue de 43 años en EC, 47 en CU y 54 en EII-NC. Según estudios previos, tanto en EC como en CU, la incidencia alcanzó un punto máximo en el intervalo de edad comprendido entre los 20 y 30 años, seguido de un segundo pico en la franja de edad entre los 60 y 79 años de edad de forma preferente en la CU (Mak *et al.*; 2020). Con respecto a esta última, una revisión reciente en un centro de Japón sugiere una distribución con un punto máximo de incidencia entre los 10 a 20 años, seguida de dos picos más pequeños entre los 40 y 44 años y entre los 50 y 60 años (Higashiyama *et al.*; 2019). Las diferencias observadas en nuestra muestra con respecto a la evidencia científica podrían relacionarse con el cada vez más acusado envejecimiento de nuestro país. Según datos del Instituto Nacional de Estadística para el año 2022, España ha alcanzado un nuevo récord de envejecimiento con una tasa del 133,5 % (Ministerio de Asuntos Económicos y Transformación Digital, 2022).

El objetivo principal de nuestro estudio fue evaluar la incidencia de la EII en el área de salud II de la Región de Murcia durante un periodo de cinco años, desde 2018 hasta 2022. Durante este periodo, se registraron las siguientes cifras de incidencia anual: 13,2 casos/100.000 personas en 2018, 12 casos/100.000 personas en 2019, 13,3 casos/100.000 personas en 2020, 10,5 casos/100.000 personas en 2021 y 10,1 casos/100.000 personas en 2022, así como una prevalencia actual del 0,3 %. Una revisión sistemática realizada en 2017 sobre la incidencia y prevalencia de la EII a nivel global (Ng *et al.*, 2017), mostró un incremento acelerado de la incidencia en países industrializados recientemente cuyas sociedades se han *'occidentalizado'*, así como una estabilización de ésta en los países occidentales, donde la carga sigue siendo alta con una prevalencia superior al 0,3 %, similar a la de nuestra muestra. Asimismo, se comparan nuestros datos con uno de los estudios recientes más grandes sobre la epidemiología de la EII en España (Chaparro *et al.*, 2021), donde describen una incidencia de 16,2 casos/100.000 personas-año, notablemente superior a la reportada previamente en España. En cuanto al tipo de EII en nuestra muestra, las tasas de incidencia oscilaron entre 8,2 y 5,2 casos/100.000 personas-año en EC, y entre 5,7 y 4,5 en CU. Estudios recientes indican que la incidencia de EC en Europa se encuentra entre 0,5 y 10,6 casos/100.000 personas-año, y entre el 0,9 y 24,3 casos/100.000 personas-año en la CU (Guevara *et al.*, 2021). Llama la atención que las cifras de incidencia en nuestro trabajo presentan una disminución evidente en los años 2021 y 2022, coincidiendo con el periodo de pandemia por el coronavirus SARS-CoV 2 (COVID-19). Esta enfermedad ha supuesto una importante crisis sanitaria, económica y social que aún continúa, y son numerosos los trabajos que han evidenciado que la COVID-19 ha producido retrasos diagnósticos y demora en los tratamientos de numerosas enfermedades, generando un impacto global en casi todas las especialidades médicas (Marzo-Castillejo *et al.*, 2021).

En relación con los tratamientos utilizados, el régimen terapéutico más comúnmente empleado de forma global fue el convencional, que incluye aminosalicilatos y/o corticoides, en un 36,9 % de los casos. Le siguió la terapia biológica en un 35,1 %, el tratamiento combinado inmunomodulador y biológico en un 11,3 % y los fármacos inmunomoduladores en monoterapia en un 7,1 %. En cuanto a los pacientes con EC, se encontraban bajo tratamiento biológico de forma mayoritaria, seguido del tratamiento convencional en el 17,4 % de los casos, combinado en el 15,2 % e inmunomodulador en el 10,9 %. En el caso de la CU, más de la mitad de los pacientes recibían tratamiento convencional, seguido del tratamiento biológico en un 26,4 %, terapia combinada en un 6,9 % y los fármacos inmunomoduladores en un 2,8 %. Finalmente, todos los pacientes con EII-NC recibieron terapia convencional. La evidencia científica actual (Chaparro *et al.*, 2021) muestra que los pacientes con EII en nuestro país se encuentran expuestos a agentes inmunomoduladores y biológicos en una alta proporción, siendo este hallazgo de gran importancia, dados los altos costes asociados con el manejo de esta patología. Más del 25 % de los pacientes con EII reciben terapias inmunomoduladoras en el transcurso del primer año tras el diagnóstico, y más del 15%, fármacos biológicos. Tras este periodo, hasta el 50 % de los pacientes con EC y el 11% de los pacientes con CU utilizan fármacos inmunomoduladores y, cerca del 30 % de los enfermos con EC y casi el 10 % de los pacientes con CU reciben terapia biológica. Los resultados obtenidos en nuestro estudio son equiparables a esta información. Los algoritmos terapéuticos más novedosos tienen como objetivo no solo el control sintomático, sino también lograr la cicatrización mucosa y, probablemente, esto contribuya al elevado uso de estas terapias en nuestro país. Ésto, sumado al carácter universal y de financiación pública del sistema nacional de salud español, contribuye a un mayor acceso de la población al tratamiento indicado, y convierte nuestro país en uno de los estados con más uso de estas terapias (Barreiro-de Acosta *et al.*, 2023).

En España, el sistema nacional sanitario se organiza en un modelo descentralizado, en el que cada comunidad autónoma se responsabiliza de la administración y provisión de los servicios de salud en su territorio. Las áreas de salud son divisiones administrativas que se emplean para gestionar y coordinar los servicios sanitarios en una determinada región. Cada área, a su vez, se puede dividir en zonas básicas de salud, territorios reducidos diseñados para organizar y coordinar las prestaciones sanitarias a la comunidad de forma cercana, con un centro de salud como punto central de los mismos. En este sentido, el mapa sanitario de la Región de Murcia engloba nueve áreas de salud (Ministerio de Sanidad, 2022). La población de referencia de nuestro trabajo pertenece al área II, donde, a su vez, se distinguen cuatro núcleos poblacionales bien definidos: Cartagena, Mazarrón, La Unión y Fuente Álamo, repartidos, asimismo, en 17 zonas básicas de salud. En cuanto a la distribución de los casos en base a las zonas básicas de salud, alrededor del 13 % de los pacientes pertenecían a la zona Este, seguido de la zona Oeste en cerca del 10 % de los casos, Los Dolores en el 8,3 %, Molinos Marfagones y San Antón en el 7,1 %, Mar Menor, La Unión y Puerto de Mazarrón en el 6 %, Pozo Estrecho en el 5,4 %, Isaac Peral en el 4,8 %, Casco Antiguo, La Manga, Mazarrón y Fuente Álamo en el 4,2 %, Santa Ana en el 3,6 %, Santa Lucía en el 3% y, finalmente, Los Barreros en el 2,4%. Además, esta distribución difería en función del tipo de EII. Estas diferencias pueden estar relacionadas con las distintas particularidades demográficas y epidemiológicas de cada una de las zonas descritas. Cartagena es la segunda ciudad más poblada de la región y constituye la capital de la comarca del Campo de Cartagena. Actualmente, su economía se basa principalmente en la construcción y reparación naval, la industria energética y petroquímica y el turismo. Por otro lado, se encuentra Mazarrón, ciudad costera de 33700 habitantes que se distribuye entre el núcleo de Mazarrón y el Puerto de Mazarrón. Su economía se basa principalmente en el turismo, aunque son relevantes las actividades agrícolas y pesqueras. Una peculiaridad a destacar es el elevado número de población extranjera que acoge, constituyendo cerca del 40 %. Por su parte, La Unión es un municipio de tradición eminentemente minera, de la que dependía sustancialmente su economía hasta el siglo pasado. La decadencia de este sector lleva a su clausura total en la década de 1990, y, actualmente, su actividad se centra en el turismo. Finalmente, Fuente Álamo, presenta como principal fuente económica la ganadería y la actividad agrícola (Ministerio de Asuntos Económicos y Transformación Digital, 2022; Comunidad Autónoma de la Región de Murcia, 2023).

Por último, se registró el fallecimiento de 3 pacientes (1,8 %) al concluir el estudio. Trabajos publicados previamente muestran que la EII se asocia a una baja mortalidad (Windsor *et al.*, 2019). Sin embargo, es necesario considerar que esta condición crónica puede asociarse con ciertas complicaciones graves que, en algunos casos, resultan en un mayor riesgo de mortalidad, tales como las complicaciones inherentes a la necesidad de cirugía, la aparición de manifestaciones extraintestinales graves o la manifestación de efectos adversos de las terapias farmacológicas utilizadas.

CONCLUSIONES

1. La incidencia de EII en el área de salud II de la Región de Murcia en los últimos 5 años (2018-2022) es inferior a la media española, con cifras de prevalencia similares a las obtenidas a nivel nacional y global. Si bien la incidencia de la EII parece estabilizarse (o incluso disminuir) en nuestra área de salud, la prevalencia es elevada. Ésto, asociado a mayores tasas de diagnóstico y la baja mortalidad, supone una elevada carga de enfermedad.

2. La distribución de los pacientes con EII en función de las distintas zonas básicas de salud adscritas al área de estudio es desigual, lo que se relaciona, probablemente, con factores ambientales y del estilo de vida.

3. En cuanto a los tratamientos utilizados, se evidencia que los fármacos convencionales, como los aminosalicilatos y los corticoides, siguen siendo ampliamente utilizados en el control terapéutico tanto de EC como de CU. No obstante, la terapia biológica e inmunomoduladora ha ganado relevancia en los últimos años y ha pasado a ser una opción fundamental en el manejo de la EII, especialmente en pacientes con EC. Este hecho indica, además, la existencia de disponibilidad y acceso a estas opciones terapéuticas en el sistema de salud de la Región de Murcia.

4. Un sistema de salud universal financiado con fondos públicos como el que existe en España es vital para garantizar el acceso a estas terapias para toda la población afectada y, así, conseguir los objetivos terapéuticos establecidos por las sociedades científicas.

5. Finalmente, este trabajo proporciona información relevante sobre la epidemiología y el manejo de la EII en el área de salud II de la Región de Murcia. Los datos obtenidos contribuirán a mejorar la atención médica y la toma de decisiones clínicas, y podrán servir como base para investigaciones futuras en el ámbito de la EII.

LIMITACIONES DEL ESTUDIO

Como punto inicial, se trata de un estudio observacional. Este tipo de trabajos son muy sensibles a los sesgos y tienen una capacidad limitada para detectar causalidad respecto a los estudios experimentales, pudiendo deberse ésta al azar. Además, no pueden controlarse los posibles factores de confusión, lo que puede influir en los resultados.

La recogida de la información de forma retrospectiva presenta, asimismo, una serie de desventajas respecto a los estudios prospectivos, entre las que destaca la falta de datos por no haber sido recopilados o los errores en la documentación médica. En este sentido, cabe mencionar aquellos escenarios en los que los pacientes se trasladan desde otras regiones o áreas de salud, siendo imposible el acceso a su historial clínico previo. En este supuesto, los sujetos pueden haber olvidado aspectos relevantes relativos al objeto a estudiar, incurriendo así en el sesgo de memoria.

Por otro lado, las variables recogidas en este estudio son limitadas. Existen otros datos relevantes a la hora de definir las características de esta enfermedad, tales como los distintos fármacos empleados a lo largo de la evolución de la EII, la necesidad de cirugía, la clasificación endoscópica de las lesiones intestinales, la existencia de hábitos tóxicos, la concurrencia de otras enfermedades (enfermedad cardiovascular, trastornos autoinmunes…), la aparición de infecciones oportunistas o las características demográficas de las distintas zonas básicas de salud, entre otras.

Además, cabe la posibilidad de que el tamaño muestral no sea suficiente para establecer conclusiones que se puedan extrapolar a otras poblaciones.

La ausencia de un grupo control no permite comparar los resultados con una población sin EII o con un grupo de referencia, lo que limita las conclusiones sobre la incidencia y prevalencia de la enfermedad.

Este trabajo recoge un elevado porcentaje de pacientes con EII de la Región de Murcia, ya que el área II de salud constituye la segunda en cuanto a tamaño poblacional atendido. Sin embargo, se trata de un estudio unicéntrico, lo que nos impide poder extrapolar los resultados al contexto regional. Esto limita la validez externa de los resultados, sobre todo cuando se comparan con estudios con bases de datos a nivel nacional o mundial.

Finalmente, aunque la tasa de mortalidad en EII es baja, los estudios retrospectivos pueden incurrir en un sesgo de supervivencia, ya que algunos pacientes con EII grave o complicada pueden haber fallecido antes del período de estudio, lo que podría subestimar la incidencia de casos más severos.

FUTURAS LÍNEAS DE INVESTIGACIÓN

La realización de un estudio con la población total afectada de EII en la Región de Murcia, incluyendo todas las áreas de salud, podría mejorar la validez externa de nuestro trabajo a nivel estadístico a la hora de comparar nuestros resultados con estudios a nivel nacional e internacional.

Por otro lado, sería adecuado llevar a cabo un estudio epidemiológico prospectivo de los pacientes con diagnóstico de EII, con un registro más exhaustivo de las distintas variables demográficas y clínicas requeridas. Esto permitiría comprender mejor la evolución de la enfermedad, los factores predictivos de complicaciones y la eficacia de los tratamientos a largo plazo.

Otro aspecto interesante sería estudiar la contribución real de los diferentes elementos ambientales y genéticos en el surgimiento y progresión de la EII, lo que podría ayudar a identificar poblaciones en riesgo y proporcionar información acerca de las causas subyacentes de la enfermedad.

En este sentido, podría estudiarse el uso de técnicas moleculares y de secuenciación para determinar la heterogeneidad genética de la EII y cómo se relaciona con diferentes manifestaciones clínicas y pronósticas a nivel biológico.

Asimismo, la realización de estudios de calidad de vida permitiría valorar cómo la EII afecta la rutina diaria de los pacientes y estimar el efecto de los diferentes tratamientos en su bienestar general. Éste aspecto es especialmente relevante, dado la cronicidad de esta patología y su aparición en edades tempranas de la vida.

En otra línea de trabajo, podría investigarse la conexión existente entre la EII y la salud mental, incluyendo aspectos como la frecuencia de trastornos psiquiátricos en pacientes con EII, el impacto del estrés y la ansiedad en el desarrollo de la enfermedad y el efecto de estas afecciones en la adherencia terapéutica y los resultados clínicos.

Con respecto al tratamiento, sería adecuado investigar enfoques de medicina personalizada, identificando aquellos biomarcadores que puedan predecir la respuesta de un paciente a un tratamiento específico.

En términos de prevención, sería positivo investigar acciones preventivas que puedan reducir la incidencia de la EII o, en su defecto, retrasar su aparición en poblaciones de alto riesgo.

Con respecto a la pandemia de COVID-19, sería de interés analizar el impacto producido en pacientes con EII, incluyendo cambios en la incidencia, diagnóstico, tratamiento y resultados clínicos.

Finalmente, la inclusión de nuestros datos en plataformas de registro nacional tales como ENEIDA del Grupo Español de Trabajo en Enfermedad de Crohn y Colitis Ulcerosa (GETECCU) para establecer grandes cohortes de pacientes con EII podría favorecer la realización de estudios colaborativos en el futuro que nos aporten un mayor conocimiento de esta patología, así como un manejo más adecuado de los pacientes afectados.

BIBLIOGRAFÍA

- Agrawal M, Spencer EA, Colombel JF, Ungaro RC. Approach to the Management of Recently Diagnosed Inflammatory Bowel Disease Patients: A User's Guide for Adult and Pediatric Gastroenterologists. Gastroenterology. 2021;161(1):47-65.

- Barreiro-de Acosta M, Molero A, Artime E, Díaz-Cerezo S, Lizán L, de Paz HD et al. Epidemiological, Clinical, Patient-Reported and Economic Burden of Inflammatory Bowel Disease (Ulcerative colitis and Crohn's disease) in Spain: A Systematic Review. Adv Ther. 2023;40(5):1975-2014.

- Benchimol EI, Mack DR, Guttman A, Nguyen GC, To T, Mojaverian N et al. Inflammatory bowel disease in immigrants to Canada and their children: a population-based cohort. Am J Gastro. 2015;110:554-563.

- Bermejo F, Aguas M, Chaparro M, Domènech E, Echarri A, García-Planella E et al. Recommendations of the Spanish Working Group on Crohn's Disease and Ulcerative Colitis (GETECCU) on the use of thiopurines in inflammatory bowel disease. Gastroenterol Hepatol. 2018;41(3):205-221.

- Bernstein CN, Burchill C, Targownik LE. Events within the first year of life, but not the neonatal period, affect risk for later development of inflammatory bowel diseases. Gastroenterology. 2019;156:2190-2197.

- Borowitz SM. The epidemiology of inflammatory bowel disease: Clues to pathogenesis? Front Pediatr. 2023;10:1103713.

- Burisch J, Vardi H, Schwartz D, Friger M, Kiudelis G, Kupčinskas J et al. Health-care costs of inflammatory bowel disease in a pan-European, community-based, inception cohort during 5 years of follow-up: a population-based study. Lancet Gastroenterol Hepatol. 2020;5(5):454-464.

- Chaparro M, Garre A, Núñez A, Diz-Lois MT, Rodríguez C, Riestra S et al. Incidence, Clinical Characteristics and Management of Inflammatory Bowel Disease in Spain: Large-Scale Epidemiological Study. J Clin Med. 2021;10(13):2885.

- Comunidad Autónoma de la Región de Murcia. Movimiento Laboral Registrado. Centro Regional de Estadística de Murcia, 2023.

- Cui G, Fan Q, Li Z, Goll R, Florholmen J. Evaluation of anti-TNF therapeutic response in patients with inflammatory bowel disease: Current and novel biomarkers. EBioMedicine. 2021;66:103329.

- de Souze HSP, Fiocchi C. Immunopathogenesis of IBD: current state of the art. Nat Rev Gastroenterol Hepatol. 2016;13:13-27.

- D'Haens G, Panaccione R, Baert F, Bossuyt P, Colombel JF, Danese S et al. Risankizumab as induction therapy for Crohn's disease: results from the phase 3 ADVANCE and MOTIVATE induction trials. Lancet. 2022;399(10340):2015-2030.

- Ferrante M, Panaccione R, Baert F, Bossuyt P, Colombel JF, Danese S et al. Risankizumab as maintenance therapy for moderately to severely active Crohn's disease: results from multicentre, randomised, double-blind, placebo-controlled, withdrawal phase 3 FORTIFY maintenance trial. Lancet. 2022;399(10340):2031-2046.

- Gomollón F, Dignass A, Annese V, Tilg H, Van Assche G, Lindsay JO et al. ECCO. 3rd European Evidence-based Consensus on the Diagnosis and Management of Crohn 's Disease 2016: Part 1: Diagnosis and Medical Management. J Crohns Colitis. 2017;11(1):3-25.

- Gomollón F, Rubio S, Charro M, García-López S, Muñoz F, Gisbert JP. Recommendations of the Spanish Working Group on Crohn's Disease and Ulcerative Colitis (GETECCU) on the use of methotrexate in inflammatory bowel disease. Gastroenterol Hepatol. 2015;38(1):24-30.

- Gordon H, Blad W, Trier Møller F, Orchard T, Steel A, Trevelyan G et al. UK IBD Twin Registry: Concordance and Environmental Risk Factors of Twins with IBD. Dig Dis Sci. 2022;67(6):2444-2450.

- Guevara M, Salamanca-Fernández E, Miqueleiz E, Gavrila D, Amiano P, Bonet C et al. Inflammatory Potential of the Diet and Incidence of Crohn's Disease and Ulcerative Colitis in the EPIC-Spain Cohort. Nutrients. 2021;13(7):2201.

- Higashiyama M, Sugita A, Koganei K, Wanatabe K, Yokoyama Y, Uchino M et al. Management of elderly ulcerative colitis in Japan. J Gastroenterol 2019;54(7):571-586.

- Kaplan GG. The global burden of IBD: from 2015 to 2025. Nat Rev Gastroenterol Hepatol. 2015;12(12):720-7.

- Ko CW, Singh S, Feuerstein JD, Falck-Ytter C, Falck-Ytter Y, Cross RK. American Gastroenterological Association Institute Clinical Guidelines Committee. AGA Clinical Practice on the management of mild-to-moderate ulcerative colitis. Gastroenterology. 2019;156(3):748-764.

- Komaki Y, Komaki F, Ido A, Sakuraba A. Efficacy and Safety of Tacrolimus Therapy for Active Ulcerative Colitis; A Systematic Review and Meta-analysis. J Crohns Colitis. 2016;10(4):484-494.

- Laharie D, Bourreille A, Branche J, Allez M, Bouhnik Y, Filippi J et al.; Groupe d'Etudes Thérapeutiques des Affections Inflammatoires Digestives. Long-term outcome of patients with steroid-refractory acute severe UC treated with ciclosporin or infliximab. Gut. 2018;67(2):237-243.

- Linares ME, Fuxman C, Bellicoso M. Tratamiento actual de la enfermedad inflamatoria intestinal. Acta Gastroenterol Latinoam. 2022;52(3):322-333.

- Liu E, Aslam N, Nigam G, Limdi JK. Tofacitinib and newer JAK inhibitors in inflammatory bowel disease-where we are and where we are going. Drugs Context. 2022;11:2021-11-4.

- Mak WY, Zhao M, Ng SC, Burisch J. The epidemiology of inflammatory bowel disease: East meets west. J Gastroenterol Hepatol. 2020;35(3):380-389.

- Marzo-Castillejo M, Guiriguet Capdevila C, Coma Redon E. The impact of COVID-19 on cancer diagnosis delay: possible consequences. Aten Primaria. 2021;53(9):102142.

- Ministerio de Asuntos Económicos y Transformación Digital. Índice de envejecimiento por comunidad autónoma. Instituto Nacional de Estadística (INE), 2022.

- Ministerio de Asuntos Económicos y Transformación Digital. Población extranjera según municipios y edad, por sexo. Instituto Nacional de Estadística (INE), 2022.

- Ministerio de Asuntos Económicos y Transformación Digital. Población por comunidades y ciudades autónomas y sexo. Instituto Nacional de Estadística (INE), 2022.

- Ministerio de Asuntos Económicos y Transformación Digital. Población residente por fecha, sexo, grupo de edad y nacionalidad. Instituto Nacional de Estadística (INE), 2022.

- Ministerio de Sanidad. Mapa de referencia para el Sistema de Información de Atención Primaria (SIAP), año 2021. Ordenación Sanitaria del Territorio en las Comunidades Autónomas, 2022.

- Ng SC, Bernstein CN, Vatn MH, Kakatos PL, Loftus EV, Tysk C et al. Geographic variability and environmental risk factors in inflammatory bowel disease. Gut. 2013;62:630-649.

- Ng SC, Shi HY, Hamidi N, Underwood FE, Tang W, Benchimol EI et al. Worldwide incidence and prevalence of inflammatory bowel disease in the 21st century: a systematic review of population-based studies. Lancet. 2017;390(10114): 2769-2778.

- Peloquin JM, Goel G, Villablanca EJ, Xavier RJ. Mechanisms of pediatric inflammatory bowel disease. Annu Rev Immunol. 2016;34:31-64.

- Peyrin-Biroulet L, Sandborn W, Sands BE, Reinisch W, Bemelman W, Bryant RV et al. Selecting Therapeutic Targets in Inflammatory Bowel Disease (STRIDE): Determining Therapeutic Goals for Treat-to-Target. Am J Gastroenterol. 2015;110(9):1324-1338.

- Quera R, Núñez P, Sicilia B, Flores L, Gomollón F. Corticosteroids in inflammatory bowel disease: Are they still a therapeutic option?. Gastroenterol Hepatol. 2022;S0210-5705(22)00263-1.

- Sabino J, Verstockt B, Vermeire S, Ferrante M. New biologics and small molecules in inflammatory bowel disease: an update. Therap Adv Gastroenterol. 2019;12:1756284819853208.

- Sykora J, Pomahacova R, Kreslova M, Cvalinova D, Stych P, Schwarz J. Current global trends in the incidence of pediatric-onset inflammatory bowel disease. World J Gastro. 2018;24:2741-2763.

- Targownik LE, Kaplan GG, Witt J, Bernstein CN, Singh H, Tennakoon A et al. Longitudinal Trends in the Direct Costs and Health Care Utilization Ascribable to Inflammatory Bowel Disease in the Biologic Era: Results From Canadian Population-Based Analysis. Am J Gastroenterol. 2020;115(1):128-137.

- Windsor JW, Kaplan GG. Evolving Epidemiology of IBD. Curr Gastroenterol Rep. 2019;21(8):40.